RÉUNION-CONGRÈS DE MARSEILLE

des 29 et 30 Mai 1898

ORGANISÉE PAR L'ASSOCIATION GÉNÉRALE DES DENTISTES

DU SUD-EST DE LA FRANCE

LA DENT DE SAGESSE

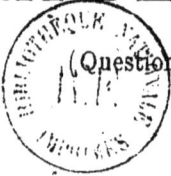

(Question mise à l'ordre du jour de la Réunion)

ÉTUDE

PRÉSENTÉE PAR **M. CHAPOT**

Dentiste des Hôpitaux et Lycée de Nice

NICE

IMPRIMERIE ET LITHOGRAPHIE MALVANO

1, Rue Garnier, 1

1898

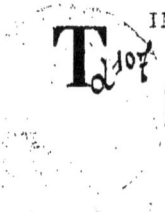

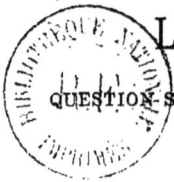

LA DENT DE SAGESSE

QUESTION SOUMISE AUX MEMBRES DE LA RÉUNION-CONGRÈS

DE MARSEILLE

les 29 et 30 Mai 1898

RÉUNION-CONGRÈS DE MARSEILLE

des 29 et 30 Mai 1898

ORGANISÉE PAR L'ASSOCIATION GÉNÉRALE DES DENTISTES

DU SUD-EST DE LA FRANCE

LA DENT DE SAGESSE

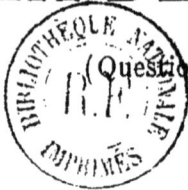

(Question mise à l'ordre du jour de la Réunion)

ÉTUDE

PRÉSENTÉE PAR M. CHAPOT

Dentiste des Hôpitaux et Lycée de Nice

NICE

IMPRIMERIE ET LITHOGRAPHIE MALVANO

1, Rue Garnier, 1

1898

QUESTIONS

Messieurs,

Le Conseil d'administration de l'Association du Sud-Est, dont j'ai l'honneur de faire partie, a décidé de soumettre aux discussions de notre réunion-congrès, trois questions concernant notre profession.

Parmi les trois, j'ai choisi celle qui appartient au domaine de la Pathologie, la dent de sagesse ; c'est peut-être de la prétention de ma part de vouloir discuter devant vous une question si ardue, car, comme dit le Docteur James Frumau :

« Il n'y a peut-être pas de dents qui exigent plus impérieu-
« sement notre attention et notre étude constante, que les dents
« de sagesse, qui sont la source de plus de lésions sérieuses que
« toutes les autres dents ensemble. Il faut les compter parmi
« les agents les plus actifs de maintes névralgies faciales et
« même d'autres désordres du système nerveux et malgré leur
« importance ne sont que trop négligées et deviennent souvent
« le point de départ de grandes souffrances. »

Vous voudrez bien m'accorder votre indulgence et croire que je n'ai pas voulu faire œuvre de docte encore moins de professeur, mais simplement vous exposer mes idées acquises par un travail de plus de vingt années dans la pratique de l'art dentaire.

Pour vous soumettre mon opinion, sur les moyens de prévenir les accidents et leurs causes de la dent de sagesse, j'ai conservé la classification marquée au programme. Nous passerons successivement :

De sa formation à son évolution, et de ses accidents au moyen de les prévenir ; avant, je dois vous dire que pour vous présenter mon étude sur la dent de sagesse, j'ai dû faire appel aux travaux de nos vénérés et respectés maitres : MM. Magitot, Robin, Tomes, Darin, Harris, Richet, Broca, Réclus, Andrieux et autres, sans oublier mon excellent ami, le Dr B. S. Arnulphy.

LA DENT DE SAGESSE

De sa Formation

Vous concevrez combien dans cette étude, et surtout pour ce qui regarde le développement, il serait difficile de faire l'histoire isolée d'une dent, à un point de vue aussi général, il est peu de faits qui, s'appliquant à une dent, ne puissent s'appliquer à tous les autres. Aussi, esquisserons-nous le plus brièvement possible l'évolution de ces organes en général, en ayant soin de faire ressortir les particularités qui ont trait à celui d'entre eux qui nous occupe exclusivement.

Le développement de l'organe dentaire comprend plusieurs phases que l'on peut ainsi classer :

1° Origine et formation du follicule ;

2° Formation des tissus dentaires ;

3° Accroissement et passage de la dent à l'état adulte et définitif.

Origine, formation du follicule
et formation des tissus dentaires

M. Magitot, dans son étude sur le développement et la structure des dents humaines, dit :

C'est aux dépens de la membrane muqueuse buccale que se forment les follicules dentaires. Vers le milieu du dixième mois de la vie fœtale, on voit apparaître sur le bord alvéolaire des deux mâchoires un sillon, au fond duquel se développent successivement vingt petits renflements de forme sphéroïdale, appelés papilles dentaires, et destinés à la formation des dents de lait. Vers le troisième mois, on voit la membrane muqueuse qui entoure chaque papille se replier au-dessus de cet organe par un mécanisme que Goodsir appelle *involution*, et qui a pour résultat de former une enveloppe, un sac complet à la papille, qui en occupe alors la partie profonde. Cette enveloppe est le sac dentaire. Véritable repli de la muqueuse, ce sac, pendant un certain temps, communiquerait, par sa partie gingivale, avec la cavité buccale au moyen d'ouvertures décrites par Hérissant, niées après lui, et que les travaux d'Arnold, Linderer et Goodsir, paraissent enfin avoir démontrées.

Avant l'occlusion complète de la cavité folliculaire, on voit se former au-dessus de chaque follicule une cavité plus petite, sorte de sac dentaire de réserve, destiné au développement de la dent permanente, et présentant, dès le cinquième mois, les rudiments d'un germe dentaire.

Formés aux dépens mêmes des sacs dentaires primitifs et par un nouveau repli, une nouvelle *involution* de la muqueuse, les sacs dentaires de réserve se dirigent bientôt vers la partie postérieure du bord alvéolaire ; puis, à mesure que s'opèrent le développement et la sortie des dents provisoires, ils descendent pour occuper enfin un point situé en arrière et au-dessous de celles-ci. Chacun d'eux présente alors à son sommet un cordon fibreux, qui, d'après Kolliker, se prolonge, pour les incisives et la canine, jusqu'à la muqueuse buccale ; pour les deux petites molaires, jusqu'au périoste qui revêt le fond des alvéoles des deux molaires provisoires. Quant aux grosses molaires de la seconde dentition, leur apparition s'annonce vers la fin du quatrième mois par le développement, à l'extrémité de la gouttière dentaire primitive, d'un follicule destiné à la formation de la première molaire. Celui-ci laisse alors, entre lui et la gencive, un intervalle où se forme un petit sac de réserve, dont le développement ne commencerait que vers le huitième mois après la naissance pour former la deuxième grosse molaire. Enfin la dent de sagesse, dont l'époque d'apparition présente, comme on sait, des variétés infinies, se forme par la reproduction du même phénomène à la partie postérieure et supérieure du follicule de la dent précédente.

Structure du follicule dentaire

Ce follicule nous a paru composé de trois parties principales, savoir :

1º La paroi ou enveloppe du follicule ;

2º Le bulbe dentaire, germe dentaire, papille dentaire, germe de la dentine ou ivoire ;

3º Le germe ou organe de l'émail.

L'étude de ces trois parties nous conduit à diviser ce chapitre en trois paragraphes.

§ I

PAROI OU ENVELOPPE DU FOLLICULE DENTAIRE

La paroi ou enveloppe du follicule dentaire est constituée par un double sac plongé au fond de la gouttière alvéolaire et contenant tous les éléments formateurs de la dent. Ce sac se compose de deux membranes distinctes et facilement séparables à l'époque du début de la production dentaire, mais intimement réunies et confondues ensemble quand la couronne de la dent est formée. La nature de cette enveloppe nous a paru présenter des modifications suivant les différentes phases du développement de l'organe dentaire. Ainsi, avant le début de la dentification, elle n'est constituée que par une masse de fibres cellulaires, lâchement unies autour de la pulpe qui en occupe le centre. Au moment où les germes de l'émail et de l'ivoire ont acquis le volume nécessaire à leurs fonctions et remplissent la cavité du sac, celui-ci peut facilement se séparer en deux membranes, qui se confondent plus tard et contractent une adhérence intime avec le collet de la dent, lorsque la formation de la couronne est achevée. Ces deux membranes, lorsqu'elles sont séparables, ayant chacune une structure particulière et paraissant jouer un rôle différent dans le développement dentaire, nous devons les étudier et les décrire isolément.

1° Enveloppe externe, capsule dentaire.

L'enveloppe externe est une membrane blanchâtre et opaque, formant un sac complet adhérant, d'une part, à la face profonde de la gencive, avec le tissu de laquelle elle est intimement confondue, et se continuant, d'autre part, sur le pédicule vasculaire et nerveux qui la traverse pour se rendre à la pulpe. Sa densité, extrêmement considérable au niveau de la gencive, diminue graduellement à mesure qu'on s'en éloigne et devient très faible au point opposé.

Sa structure se compose d'une trame cellulaire, qui rappelle beaucoup celle de la muqueuse elle-même, dont elle paraît être un repli ; un grand nombre de capillaires se ramifient dans son intérieur et communiquent directement avec les vaisseaux de la muqueuse buccale. Elle tapisse par sa face externe la paroi de l'alvéole, à laquelle elle est lâchement unie, et plus tard, lorsque le développement de la dent est complet, elle s'étend sur la racine pour former le périoste de celle-ci ou la membrane alvéolo-dentaire.

2° Enveloppe interne.

Cette membrane représente, comme la précédente, un sac complet, dont la seule ouverture, correspondant au fond de l'alvéole, donne passage aux vaisseaux et nerfs de la pulpe ; elle est mince, transparente et de couleur blanchâtre. Sa face externe est en rapport avec la membrane précédente, dont elle est facilement séparable jusque vers l'époque de la naissance, tandis que plus tard, elle s'unit intimement à cette dernière, et disparaît bientôt comme membrane distincte. C'est cette union qui a fait croire sans doute à Blake et à M. Oudet qu'elle s'atrophiait complètement, et lui a mérité du premier de ces auteurs le nom de membrane *caduque*.

La face interne, lisse et polie, donne insertion, par deux de ses points directement opposés, aux deux germes de l'émail et de l'ivoire. Le premier de ces organes adhère par sa partie centrale au point correspondant à l'insertion du follicule à la gencive, et reçoit par cette voie les capillaires qui le traversent, tandis que le germe de l'ivoire occupe le point opposé correspondant à l'entrée des vaisseaux dentaires. Mais aucun de ces deux organes n'est cependant tapissé, comme on l'a dit, par un repli de la membrane interne qui passe en réalité au-dessous d'eux, et ils n'ont d'ailleurs d'autre limite extérieure que celle de la matière amorphe, au sein de laquelle sont disposés les éléments qui les composent. Le reste de cette face est tapissé par un épithélium dont les cellules sont sphériques ou devenues pavimenteuses par pression réciproque, et contiennent un ou plusieurs noyaux.

La totalité de la cavité circonscrite par la membrane interne varie dans son contenu. Complètement remplie d'abord par les deux germes de l'émail et de la dentine, l'atrophie du premier, jointe à l'augmentation graduelle du diamètre du sac, forme bientôt un vide que l'on trouve rempli par un liquide rougeâtre et visqueux, dans lequel nagent ordinairement des cellules d'émail en voie de développement, des fragments du germe de l'émail et des lambeaux d'épithélium, dont les cellules devenues libres affectent souvent les formes les plus variées et les plus bizarres. Ce liquide, analysé par Meissner, contiendrait un peu d'albumine, du phosphate de chaux, des chlorures, des sulfates, et de plus, chez l'homme, un acide libre (lactique), et chez le veau, un alcali libre.

L'enveloppe interne du follicule dentaire est composée d'une trame celluleuse parcourue par un réseau capillaire d'une grande richesse, surtout à la période de formation de l'émail ; car, après l'achèvement de ce travail, elle change de nature et disparaît. Ainsi, tandis que l'existence de la membrane externe est permanente, puisqu'elle forme plus tard le périoste de la racine, l'enveloppe interne n'a qu'une durée temporaire subordonnée à celle du germe de l'émail. Lorsque les fonctions de cet organe ont cessé et que son atrophie s'effectue, les communications vasculaires qui l'unissaient à la membrane interne disparaissent, et celle-ci, qui semblait n'avoir d'autre rôle que de fournir des matériaux de nutrition pendant les phases successives de l'évolution des cellules d'émail, se métamorphose ; ses vaisseaux s'oblitèrent et le reste de sa substance paraît se confondre avec la membrane externe.

§ II

BULBE DENTAIRE, GERME DENTAIRE, GERME DE LA DENTINE PULPE OU PAPILLE DENTAIRE.

Le germe de la dentine occupe la partie la plus profonde du sac dentaire ; c'est un organe mou, pulpeux, adhérant intimement à la membrane interne du follicule, avec continuité de substance. La plupart des auteurs ont admis, comme nous l'avons vu, que la membrane interne du sac arrivée à la base du bulbe, ne passait pas au-dessous de lui et se repliait sur cet organe pour lui former une enveloppe, sans le contenir dans sa cavité, à la manière des membranes séreuses ; mais nous avons souvent constaté chez l'homme, et plus facilement chez le veau, que le bulbe dentaire bien moins riche en fibres que la membrane, pouvait se détacher entièrement de la paroi du follicule, mais non sans déchirure des parties.

Avant le quatrième mois de la vie fœtale, le germe dentaire présente le volume d'une grosse tête d'épingle ; sa couleur est rosée et son tissu parcouru déjà par des vaisseaux. Il est entouré de la paroi folliculaire, qui ne présente encore aucune disposition membraneuse et forme comme une atmosphère celluleuse lâche autour de l'organe. Sa constitution à cette époque est très simple. C'est une masse de matière amorphe finement granuleuse, contenant une grande quantité de noyaux fibro-plastiques (embryoplastiques, Robin). Ces éléments sont alors tous ovoïdes ou sphériques et présentent rarement les prolongements dont nous les verrons pourvus plus tard ; ils offrent enfin la plus complète identité avec les mêmes éléments si abondants chez le fœtus dans les premiers temps de la gestation.

Vers le quatrième mois, le bulbe dentaire commence à subir des modifications importantes ; sa forme se modifie et reproduit exactement celle de la dent future. C'est ainsi qu'il devient prismatique pour les molaires, conique pour les canines, et taillé en bec de flûte pour les incisives. En même temps, on observe dans les noyaux des changements successifs, en vertu desquels ceux-ci deviennent le point de départ des fibres lamineuses (fibres cellulaires), destinées à constituer la trame de la pulpe. Nous allons étudier avec soin ce phénomène, qui a été méconnu de la plupart des auteurs qui ont écrit sur le développement des dents, et qui mérite de nous arrêter un instant.

Sur deux points opposés du noyau, on voit naître un prolongement à contour assez net, mais pâle et délié ; sa forme est celle d'un cône, dont la base correspond au noyau, et dont l'extrémité effilée suit une direction rectiligne, si la matière amorphe qui l'entoure est abondante et les noyaux rares, et qui au contraire suit une direction courbe et irrégulière, si les noyaux sont pressés l'un contre l'autre. Le noyau, compris de cette manière entre deux prolongements coniques, devient fusiforme (corps fusiformes fibro-plastique) ; seulement il faut remarquer que ce n'est pas aux dépens de sa substance que se forment les prolongements, car ceux-ci se produisent autour du noyau comme centre de génération, comme condition de formation.

Bientôt après la naissance des deux prolongements que nous venons de décrire, il s'en produit de nouveaux sur les différents points de la circonférence du noyau, et celui-ci se trouve bientôt entouré de rayons très nombreux (corps fibro-plastiques étoilés), qui se ramifient, se subdivisent, s'anastomosent réciproquement et forment ainsi le réseau cellulaire de la pulpe. Lorsque l'*évolution lamineuse* du noyau embryoplastique est complète, celui-ci s'atrophie et disparaît, en même temps que de nouveaux noyaux naissent au sein de l'organe pour subir à leur tour la même évolution.

La formation du réseau cellulaire de la pulpe, que nous envisageons ici d'une façon toute nouvelle, est déjà très avancée vers le cinquième mois de la vie fœtale, et la constitution de l'organe paraît complète. Il présente alors à peu près le volume d'un

pois, et ses caractères physiques sont très visibles à l'œil nu.
C'est une masse molle, rougeâtre, complètement dépourvue de
membrane d'enveloppe distincte et dissécable. Les auteurs ont
cependant admis, autour du germe dentaire, l'existence d'une
membrane, au-dessous de laquelle se formerait la dentine, et
l'émail lui-même pour quelques anatomistes. Il est nécessaire
de bien s'entendre sur la nature précise de cette membrane.
Il n'y a pas en effet, autour de la pulpe, de *membrane* visible
à l'œil nu et séparable du tissu sous-jacent au moyen du scal-
pel, seulement la couche la plus superficielle de la matière
amorphe qui entre dans la composition du germe présente une
densité un peu plus grande. Mais ce qu'il faut bien saisir, c'est
qu'il y a continuité absolue de substance entre cette couche
superficielle et la matière amorphe sous-jacente. La macération
prolongée parvient quelquefois à séparer ces deux parties, et
il est alors possible de voir sous le microscope la prétendue
membrane détachée du reste de l'organe et flottant dans le
liquide en lambeaux membraniformes très délicats; résultat qui
tient uniquement à la différence de densité des deux parties et à
leur inégale résistance au mode de préparation. Quant au rôle
qu'on lui fait jouer dans la formation des substances dentaires,
nous le croyons nul. Nous pensons, avec tous les auteurs, que
les cellules de l'ivoire naissent au-dessous d'elle; mais nous
croyons qu'elle disparaît par atrophie au-dessus des premières
lamelles de dentine formées. Nous ne saurions donc admettre
avec Huxley que toutes les substances dentaires, ivoire, émail et
cément, se forment entre cette membrane et le germe qu'elle
recouvre puisque le germe de l'émail, organe producteur de ce
tissu, est tout à fait étranger à celui de la dentine, au-dessus
duquel il est placé comme un bonnet, sans lui adhérer. Nous ne
saurions non plus accepter l'opinion de Tomes, qui veut que les
cellules de l'émail traversent cette membrane pour se placer à
sa face profonde en contact avec l'ivoire formé. C'est encore son
intervention supposée dans le développement de la dent qui
cause tant d'embarras à Kolliker et à Lent, et leur fait émettre,
sur le développement de l'émail, deux hypothèses également

inadmissibles, à savoir : que les fibres de ce tissu résultent :
1° « soit d'une sécrétion des cellules de la membrane adamantine, sécrétion qui traverserait la *membrana præformativa* à
l'état liquide pour se solidifier et s'ossifier ensuite ; 2° que les
fibres de l'émail résultent d'un plasma exsudé à travers les
canalicules dentaires.

La pulpe dentaire reçoit des vaisseaux et des nerfs. Les vaisseaux sont extrêmement nombreux, surtout vers le début de la
dentification, c'est-à-dire du cinquième au sixième mois de la
vie intra-utérine. Ils proviennent du pédicule de la pulpe et se
divisent en un grand nombre de capillaires très déliés, qui se
terminent en anses vers le milieu de l'organe, sans arriver jusqu'à sa surface. Les mailles sont extrêmement serrées et consti-
tuent un réseau vasculaire d'une grande richesse. Les nerfs,
également très nombreux, se développent beaucoup plus tard
que les vaisseaux. Leur mode de terminaison, encore peu étudié,
paraît se faire, d'après M. Ch. Robin, par des extrémités libres
et non par anses comme les capillaires. Cette extrémité, dépourvue de corpuscules du tact ou de Pacini, serait conique ou légè-
rement renflée en bouton.

Vers le début de la production de la dentine, le bulbe devient
le siège de particularités intéressantes, qui n'ont pas encore été
signalées. On voit se produire dans la masse de l'organe de
petits amas de substance calcaire, de forme ordinairement sphéroïdale et d'un volume qui peut atteindre $0^{mm},05$ de diamètre.
Ces petites sphères sont très brillantes et possèdent un indice de
réfraction qui se rapproche de celui des gouttes d'huile. Leur
nombre est surtout très considérable au moment de la naissance,
c'est-à-dire en plein travail de dentification. Elles sont tout à
fait insolubles dans l'alcool, l'éther et le sulfure de carbone ;
mais l'acide chlorhydrique, sans les dissoudre complètement, les
pâlit et les rend granuleuses, réaction chimique qui, jointe aux
caractères physiques qu'elles présentent, démontre suffisam-
ment qu'elles sont constituées par du phosphate de chaux com-
biné déjà avec de la matière azotée, qui s'oppose à leur dissolu-
tion complète dans l'acide chlorhydrique.

. Cette production curieuse de masses calcaires, que nous avons retrouvée dans la pulpe dentaire des ruminants et des rongeurs, cesse lorsque la dent a acquis son entier développement, bien qu'à cette époque la dentine continue de se produire sur les parois de la cavité dentaire. Il paraît dès lors très logique de conclure que cette production est due à une exagération du mouvement organique dont la pulpe devient le siège pendant les premiers temps de la dentification, à un afflux considérable de matériaux calcaires dont une partie, dépassant les besoins de la formation dentaire, se dépose dans l'épaisseur des germes sous forme de masses amorphes. Cette explication paraît d'autant plus vraisemblable que, conjointement à l'existence de ces amas calcaires, on rencontre dans le germe des dépôts d'hématoïdine soit amorphe et infiltrée, soit cristallisée en houppes ou aiguilles. Cette nouvelle circonstance s'explique encore par une exagération du mouvement organique et un afflux sanguin très considérable. Ces deux phénomènes se sont souvent présentés à notre observation et nous paraissent sinon constants, du moins très fréquents, dans la période où le travail de la dentification est en pleine vigueur.

§ III

GERME DE L'ÉMAIL

Si l'on ouvre avec soin le sac dentaire au moment où commence la dentification ou un peu auparavant, on voit qu'une grande quantité de matière gélatineuse adhère à la surface interne de la paroi du sac et recouvre le germe de la dentine. Cette masse, transparente et gluante au toucher, est le germe de l'émail. Sa forme varie avec les dents qu'il est appelé à recouvrir : ainsi il a l'apparence d'un bonnet pour les incisives et les canines ; mais, pour les molaires, il affecte la forme d'une lentille biconvexe, se loge dans la concavité de la pulpe et se trouve comme enchâssée par elle ; jusqu'à ce que, l'ivoire se développant, les tubercules de la couronne s'enfoncent dans l'organe, qui s'étale alors, pour tapisser toute la surface de l'ivoire formé. Son volume équivaut environ au tiers ou à la moitié du volume du germe de la dentine, et sa préparation, sous le microscope, présente souvent de grandes difficultés, en raison de sa friabilité extrême et de l'impossibilité qu'on éprouve à le dilacérer au moyen des aiguilles. Toutefois sa consistance gélatineuse permet du moins de le placer directement entre deux lames de verre et de l'observer ainsi sans autre préparation.

Cet organe est en rapport, par sa face externe ou folliculaire, avec la membrane interne du sac, à laquelle il adhère et qui lui fournit ses vaisseaux ; et d'autre part répond, par sa face interne ou dentinaire, à la partie saillante du bulbe de l'ivoire, sur lequel il se moule, et dont il suit les contours et les sinuosités. Quant à son bord libre, il descend plus ou moins sur les côtés du bulbe dentaire, sans cependant arriver jusqu'à sa base.

Si nous observons maintenant dans leur ensemble les parties constituantes du follicule, nous constatons que sa cavité se trouve presque entièrement remplie par deux organes insérés sur deux points opposés de la paroi. Le premier de ces organes, fixé au fond du sac, est le germe de la dentine ; le second, inséré sur le point directement opposé, est le germe de l'émail. Ces deux organes se dirigent ainsi vers le centre de la cavité folliculaire, se rencontrent et se moulent l'un sur l'autre, jusqu'à ce que la production de l'ivoire et de l'émail, qui s'opère entre eux, les sépare, les éloigne l'un de l'autre, et détermine plus tard leur atrophie complète pour l'organe de l'émail, dont les fonctions sont temporaires ; incomplète pour l'organe de la dentine, dont le rôle est appelé à se continuer pendant toute la vie ; et tandis que le sommet du germe de la dentine se recouvre des cellules de l'ivoire, la face correspondante du germe de l'émail se charge d'autres cellules, cellules de l'émail, qui s'accolent aux premières couches d'ivoire formé, et s'y transforment en colonnes ou prismes de l'émail.

Le germe de l'émail se compose donc, pour nous, de deux parties distinctes, mais intimement unies entre elles, et solidaires par leurs fonctions : 1° la masse gélatineuse, 2° les cellules de l'émail, pour un grand nombre d'auteurs, le germe de l'émail serait réduit à la série membraniforme des cellules (membrane adamantine). Hannover va même plus loin, et, si on l'en croit, la partie gélatineuse représenterait le germe du cément, et les cellules le germe de l'émail, tandis qu'une membrane particulière (*membrana intermedia*) séparerait l'une de l'autre ces deux parties.

La structure de l'organe de l'émail se rapproche beaucoup de celle de la pulpe dentaire ; ainsi on le trouve constitué par une masse de matière amorphe, très pâle et très transparente, dans laquelle est plongée une quantité considérable de noyaux embryoplastiques, dont on peut suivre les différentes phases d'évolution jusqu'au moment où ils ont produit une trame celluleuse complète. Ce phénomène est même bien plus net et bien plus complet que dans le germe de l'ivoire ; les noyaux sont un peu plus volumineux et moins pressés l'un contre l'autre, les prolongements qui en naissent plus nombreux et plus ramifié, et la trame qui en résulte présente une remarquable élégance.

La face dentinaire de l'organe de l'émail offre, comme nous l'avons dit, une rangée continue de cellules à laquelle les auteurs ont attribué une disposition membraneuse (membrane adamantine, Raschkow), et que Kolliker regarde comme une couche épithéliale. Ces cellules, qui font partie de l'organe de l'émail, ne sont autres que celles qui, par suite de transformations successives, sont appelées à former l'émail de la couronne ; de sorte que non seulement les deux organes producteurs de la dent présentent une grande analogie de constitution anatomique, mais encore que les modes de formation de l'émail et de l'ivoire obéissent à une loi identique : la production et les transformations successives de cellules spéciales.

Contrairement aux assertions d'Owen, de Nasmyth, et de Todd et Bowman, le germe de l'émail est pourvu d'un réseau capillaire moins riche, il est vrai, que celui du bulbe dentaire, et qui provient des vaisseaux de la membrane interne du follicule.

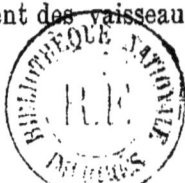

Accroissement et passage de la dent
à l'état adulte et définitif

Après avoir expliqué, d'après Magitot, l'origine et formation du follicule et la formation des tissus dentaires qui entrent dans la composition de l'ostéide dentaire, il nous reste à les étudier sous la forme de dent.

L'organe qui joue le plus grand rôle dans la formation de la dent, c'est le bulbe ; aussi ce qui constitue vraiment celle-ci est-ce l'ivoire. C'est ce tissu qui forme sa charpente et lui donne pour ainsi dire sa forme et son volume. Les autres tissus, émail, cément ne représentent qu'une espèce d'enveloppe par rapport à celui-là.

D'après Broca, l'évolution de la dent peut être divisée en quatre périodes :

1re (période embryoplastique), son germe, encore formé de tissu embryonnaire, se distingue du tissu ambiant ;

2e (période odontoplastique), le germe a changé de structure et se trouve apte à la production des tissus dentaires ;

3e (période couronnaire), formation de la couronne (émail et ivoire) ;

4e (période radiculaire), formation de la racine (ivoire et cément).

Lorsque l'ivoire a formé une première couche autour du bulbe, la configuration extérieure de la couronne est, par là-même, déterminée, et cette époque superficielle ne tarde pas à être recouverte par l'émail. A partir de ce moment, les modifications qui vont se passer dans l'organe dentaire, auront pour siège exclusif l'intérieur de la couronne ou ses prolongements radiculaires. Mais à cette époque, ceux-ci sont très peu développés. Ils sont normalement au nombre de deux pour la dent de sagesse.

Le bulbe, limité extérieurement par les premières coques couronnaires, ne peut plus s'accroître par sa face libre, élargie. Il se développe par son pédicule fractionné en deux portions pour la dent que nous étudions. Au fur et à mesure de leur développement, les racines sont envahies par l'ivoire suivant le même mode de production que pour la couronne, c'est-à-dire par couches concentriques, rétrécissant de plus en plus les canaux radiculaires.

En même temps se dépose sur les racines le cément sécrété par le sac folliculaire qui les entoure.

La dent s'allonge donc par son extrémité profonde.

Mais cet allongement a pour conséquence que l'espace qu'elle occupait primitivement, quand sa couronne était seule formée devient trop restreint, et d'autre part, la racine ne pouvant s'enfoncer dans la mâchoire où elle rencontre un tissu osseux résistant, subit un mouvement lent de translation vers la gencive, qui force la couronne à la traverser ainsi que la paroi folliculaire, pour faire saillie sur le bord alvéolaire.

Tel est le mécanisme de l'éruption,

Eruption

Avant de passer à son éruption, rectifions une erreur sur le début de la genèse de la dent de sagesse, fixé un peu au hasard et à des dates très variables par certains auteurs ; Fox, par exemple, le plaçait de huit à neuf ans.

Mais, MM. Magitot et Legros, dans le journal d'anatomie et de physiologie de Robin, ont établi d'une manière précise ce point d'anatomie embryogénique.

Vers la quatrième année, le cordon épithélial de la deuxième molaire, rompu dès la première année, et en voie de résorption, émet un bourgeonnement qui représente le début du follicule futur de la dent de sagesse. Ce bourgeonnement s'allonge et devient un cordon épithélial tertiaire.

Ceci fixé, arrivons à son éruption que la plupart fixent de vingt à vingt-cinq ans ; mais M. Magitot la fixe de dix-huit à vingt-cinq, ce que nous avons souvent constaté, et MM. Haris et Austen prétendent que chez les filles son éruption est un peu plus précoce. Nous ajouterons : pour que l'éruption se fasse normalement, il est nécessaire qu'elle ne rencontre, dans son mouvement, aucune résistance sérieuse. Tel n'est pas le cas constant, en raison de sa situation, car outre la fréquence du défaut d'espace, elle doit compter avec un obstacle puissant résultant de l'épaisseur de la gencive qui la recouvre.

Anomalies

La date moyenne de son éruption fixée, nous citerons, d'après M. le Dr B.-S. Arnulphy, le nombre d'anomalies et leurs noms et, comme dit M. Magitot, le caractère général de ces anomalies c'est qu'elles représentent toujours des accidents de l'évolution.

Anomalies de direction
»   de nombre
»   de volume
»   de forme
»   de siège. Hétérotopie
»   de nutrition
»   par disposition
»   de structure
»   d'éruption

M. le Dr B.-S. Arnulphy, dans son *Etude sur les anomalies de la Dent de Sagesse inférieure* (1876), après avoir détaillé toutes ces anomalies, arrive à les classer, les coordonner et formuler un traitement à peu près unique.

Pour notre étude nous nous occuperons plus spécialement de l'anomalie de l'éruption.

Anomalies d'éruption

L'anomalie d'éruption se subdivise en éruption précoce qui est excessivement rare et l'anomalie d'éruption tardive, qui est, de nos jours, assez fréquente, car l'on voit des personnes qui ne voient apparaître leurs dents de sagesse, surtout celles inférieures, qu'à trente et même quarante ans.

Certains auteurs ont prétendu que c'était le fait d'une troisième dentition ; c'est, à notre avis, une fausse interprétation de ce phénomène. M. Toirac et principalement M. Magitot ont réfuté cette erreur et ils se refusent à admettre plus de deux dentitions.

Les conséquences de cette anomalie ne sont pas à redouter, car la dent qui fait éruption tardivement est souvent atrophiée ou alors il y a beaucoup de probabilité qu'une des molaires précédentes manque et si c'est la deuxième molaire qui a disparu il reste un espace plus que suffisant pour le développement de la troisième molaire et, par le fait de son éruption tardive, se trouve écartée la source des accidents de la dent de sagesse.

A part les odontomes, d'après M. Broca, dans son traité de tumeurs, on désigne sous le nom d'odontomes les tumeurs constituées par l'hypergenèse des tissus dentaires transitoires ou définitifs provenant d'un trouble de développement de la dent, lors des différentes périodes de sa formation. Comme on le présume d'avance, les variétés d'odontomes seront nombreuses, puisque le même organe peut donner lieu à plusieurs tumeurs différentes.

Nous disions donc à part les odontomes qui pourraient, dans le cas où leur volume deviendrait rapidement considérable, donner lieu à des accidents, alors qu'ils sont encore inclus dans la mâchoire, toutes les autres anomalies ne sont susceptibles de danger qu'au moment et par le fait de l'irruption. Ainsi se trouve être parfaitement justifiée l'expression d'accidents de l'éruption de la dent de sagesse.

Une remarque que nous ferons sur ces accidents, c'est qu'ils surviennent alors que la dent est parfaitement saine, indemne de toute altération pathologique dans sa couronne et dans sa racine. Ils se distinguent par là de ceux qui sont consécutifs aux lésions dont peut être affectée la dent après son évolution complète, carie, périostite-alvéolo-dentaire, etc., etc.

Si nous insistons sur cette distinction, c'est que bon nombre de médecins se fondant sur ce que la dent de sagesse est parfois cariée à sa sortie de la gencive, attribuent toujours les accidents qui accompagnent l'éruption à une lésion présumée de l'organe.

C'est là une erreur que nous tenons à relever. Quelquefois, il est vrai, à la suite d'un travail morbide voisin, la dent baignant par exemple au milieu d'un foyer d'ostéite, finit par être atteinte de périostite. Ici encore la lésion dentaire est consécutive et non primitive.

Le plus souvent même, dans le cas d'ostéite ambiante, la racine reste complètement saine et pourquoi ? Pour nous, la racine dentaire revêtue de son périoste et l'alvéole qui la contient, formée d'une mince lame de tissu compacte sont plus résistants que le tissu osseux circonvoisin qui se trouve à l'état spongieux. De cette différence de résistance, il suit qu'une compression exercée par la racine se transmettra à ce tissu sans que celle-ci ni son alvéole éprouvent une modification sensible. La modification sera tout entière ressentie par le tissu spongieux, dont les trabécules se laissent aisément dissocier.

Tous les auteurs qui ont écrit sur la dent de sagesse ont donné une classification des accidents qu'elle peut produire. Nous ne les reproduirons pas ; mais on peut les diviser en accidents immédiats et médiats, et pour mieux pouvoir les expliquer nous appellerons les premiers accidents muqueux et les seconds osseux, que nous esquisserons le plus brièvement possible.

1° Accidents muqueux

Suivant la variété d'anomalie, le point le plus souvent touché le premier est la gencive qui devenue fibroïde, s'oppose au passage de la couronne, puis la joue et la langue. Une inflammation d'abord tout à fait locale s'y développe, pour peu intense qu'elle soit, elle se propage rapidement aux parties voisines, en même temps qu'une ulcération se produit à son lieu d'apparition. On a alors avec une ulcération, soit de la gencive, soit de la langue, soit de la joue, une stomatite plus ou moins étendue, pouvant aller jusqu'aux pharynx et provoquer là une pharyngite, une amygdalite.

Ces accidents, qui ont pour point de départ la compression ou le contact de la couronne dentaire sur la muqueuse au siège de l'ulcération, sont susceptibles d'une guérison variable. Si un traitement convenable est appliqué, l'inflammation peut disparaître après n'avoir intéressé que la muqueuse.

Dans le cas contraire, les tissus sous-muqueux sont envahis, et alors on peut voir se développer une inflammation profonde avec abcès de la joue ou des abcès sous-périostiques, compliquée d'une constriction permanente des mâchoires par l'irritation des muscles au point que le malade ne peut ouvrir la bouche.

Les symptômes de ces diverses lésions sont ceux de toute inflammation buccale aiguë, tels que : hypersécrétion de la salive avec pus, fétidité de l'haleine, douleurs locales, douleurs de voisinage vers l'angle de la mâchoire ou vers l'oreille.

Il est rare que ces lésions ne se terminent favorablement même sans traitement. En tout cas elles restent ordinairement limitées aux parties molles, où les désordres sont toujours moins graves que lorsqu'ils portent sur l'os.

2° *Accidents osseux*

D'après le mécanisme de leur formation, ils consistent en une ostéite périalviolaire produite sur le tissu spongieux qui entoure la racine. Cette ostéite peut se présenter sous plusieurs formes.

Elle peut affecter une marche lente, revêtir les caractères de l'ostéite condensante et ce qui résulte le plus souvent de cette forme d'ostéite, en dehors de la déformation qu'elle occasionne et des troubles qu'elle peut amener dans le fonctionnement du maxillaire, c'est une compression exercée sur le nerf dentaire et qui devient le siège de névralgies atroces, ne laissant au malade aucun repos.

Dans une autre variété, l'inflammation aboutit rapidement à la suppuration. L'ostéite suppurée s'accompagne d'une inflammation des parties molles environnantes, un phlegmon se développe et passe rapidement à la suppuration.

L'abcès ouvert, tout semble guéri; mais son ouverture persiste, et avec la sonde il est souvent possible de constater la continuité d'un trajet fistuleux existant entre l'ouverture extérieure de l'abcès et le siège de l'ostéite.

Dans une autre série de faits, l'abcès une fois vidé, la plaie se cicatrise et le malade paraît guéri ; mais, au bout d'un temps plus ou moins long, survient une nouvelle poussée aiguë et si l'on n'intervient pas à temps, la seule terminaison de ces accidents et la production d'une fistule.

Le lieu d'élection de son ouverture est situé au niveau de l'angle de la mâchoire, parfois elle peut s'ouvrir, soit sur la peau, soit à la bouche, en un point assez éloigné de la lésion osseuse.

Il faut noter toutefois, d'une façon spéciale, que la contraction des mâchoires est assez fréquente.

La gravité de ces lésions est plus ou moins grande. Elle est, en tout cas, relative à l'intensité et à l'étendue du phlegmon qu'elles amènent dans les parties molles périosseuses.

Toutefois, nous croyons que l'immense majorité des cas rentre dans l'exposé suivant :

Les accidents muqueux se rapportent aux anomalies par déviations en dedans, en dehors et aux anomalies de structures de disposition, de forme.

Les accidents osseux se rapportent plus particulièrement aux anomalies de déviation en avant, aux anomalies de siège, de nombre, de volume, de nutrition.

Diagnostic

La généralité des accidents dits de la dent de sagesse se produisent au maxillaire inférieur. On conçoit donc de quelle importance est le diagnostic de ces accidents ; c'est, en définitive, sur lui que repose le seul traitement efficace.

Exemple : Prenons une tuméfaction osseuse avec ou sans suppuration ; si la cause est méconnue, au lieu de faire l'avulsion de la dent qui amène la fin de toute lésion, on peut, dans la crainte d'une tumeur maxillaire de mauvaise nature, se livrer à des opérations plus compliquées, ce qui nous a été donné de voir au début de notre pratique et alors que notre savoir et notre expérience ne nous ont pas permis de réfuter comme nous le faisons aujourd'hui.

L'élément important du diagnostic se tire de l'âge du malade. Cela est si vrai que toutes les fois qu'une lésion de ce genre se présente chez un sujet dont l'âge sera compris dans les limites de l'éruption de la dent de sagesse, il faut songer à celle-ci ; presque toujours on tombera juste.

D'autres circonstances viennent mettre sur la voie du diagnostic. En premier lieu : l'examen du système dentaire, qui permettra de soupçonner l'anomalie de la dent ; en second lieu, la circonscription des accidents à la région de la dent de sagesse.

Traitement

La distinction établie entre les accidents muqueux et osseux, nous est aussi d'une grande utilité pour le traitement.

Les premiers sont justiciables de moyens simples et faciles, ne portant aucune atteinte à la dent elle-même, tandis que les autres exigent, pour guérir l'avulsion de la dent.

Dans les cas où l'inflammation a débuté par la gencive et s'y est localisée, la destruction de cette dernière, de manière à mettre la couronne complètement à nu, ne tarde pas à calmer les accidents. Lorsque ceux-ci portent sur la langue ou la joue, l'isolement du point irrité au moyen d'un petit rouleau de ouate et la destruction des fongosités qui le bordent ordinairement, suffisent [la plupart du temps. Mais, si l'on se trouvait en présence d'une couronne anfractueuse, irrégulière ou par trop saillante, force serait d'en arriver à l'extraction.

Donc pour les accidents muqueux nous conseillons :

Tantôt au début de l'éruption que la fluxion se produit et que l'ostéite suppurée n'est pas déclarée, il faudra frictionner la partie de la joue malade à l'extérieur avec de la pommade iodoformée que l'on recouvrira avec de la ouate et ce toutes les vingt-quatre heures pendant plusieurs jours et l'on badigeonnera la gencive malade avec de la teinture d'iode.

Tantôt il faudra exciser avec le bistouri et les ciseaux un large lambeau de gencive.

Tantôt lorsqu'il n'y aura que de petits lambeaux à enlever, on pourra avoir recours à la pratique de M. Magitot, qui consiste à l'emploi de l'acide chromique pur à l'état solide.

Ou bien encore pour réprimer quelques fongosités, cautériser avec le thermo-cautère.

L'extraction est indiquée pour les accidents osseux, ou lorsque dans les accidents muqueux les moyens ci-dessus indiqués n'auront pas réussi.

On conçoit que cette opération ne soit pas toujours facile, car on peut être appelé à la pratiquer à une époque où il y a constriction des mâchoires et inclusion de la dent.

Pour le premier de ces inconvénients, on y remédie en endormant, avec l'aide d'un docteur, le sujet, et en lui ouvrant la bouche au moyen de l'ouvre-bouche.

Pour le second, le traitement varie selon le degré de l'inclusion et réclame parfois des opérations plus sérieuses et qui demande l'aide d'un chirurgien.

Il arrive aussi que l'on peut avoir affaire à des cas où il est impossible de saisir la dent, alors pour se donner du jour il faut avoir recours à l'extraction de la deuxième molaire et là deux éventualités peuvent se produire : la première c'est qu'après l'extraction les accidents cessent et on n'a plus qu'à laisser la guérison se produire ou bien si les accidents persistent alors par suite du vide il sera plus facile de saisir la dent de sagesse et en faire l'extraction.

Et comme dernier avis, dans le cas où se produirait, pendant l'éruption, de la stomatite, nous conseillons de badigeonner lès gencives quatre fois par jour avec le collutoire suivant :

Glycerine neutre . . . . . 25 gr.
Salol . . . . 1 »
Acide Borique . . . . . . 1 »
Chlorate de Potasse . . . . 0 » 50 centigr.
Phenate de Cocaïne . . . . 0 » 50 »

Et employer le gargarisme suivant :

> Eau distillée . . . . . . 500 gr.
> Acide Borique . . . . . . 5 »
> Eau de Roses . . . . . . 75 »
> Extrait de Ratanhia . . . . 10 »

Pour la pommade iodoformée, nous conseillons la formule suivante :

> Iodoforme . . . . 2 gr.
> Baume du Pérou . . . . . 4 »
> Vaseline boriquée . . . . . 20 »
> Essence de Menthe . . . . 0 » 15 centigr.

En terminant ma lecture un peu fastidieuse, permettez-moi, Messieurs, de vous remercier de votre bienveillante attention et vous exprimer toute ma satisfaction si j'ai pu arriver à vous intéresser.

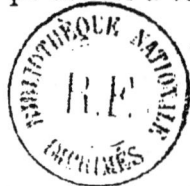

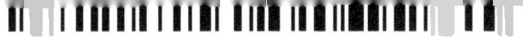